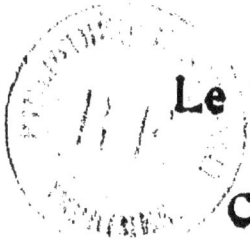

Le Traitement chirurgical
du
Cholécyste calculeux

Docteur Eugène GALLARD

Ancien interne
des Hospices civils de Saint-Nazaire et de Nice
Ancien interne des asiles d'aliénés
de Lesvellec, Quimper, Leyme et Auch,

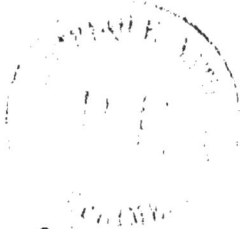

LE

Traitement Chirurgical

DU

Cholécyste calculeux

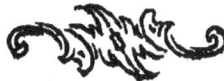

TOULOUSE

Ch. DIRION, LIBRAIRE-ÉDITEUR

33, rue de Metz et rue des Marchands, 33

A LA MÉMOIRE DE MON PÈRE

A MA MÈRE

MEIS ET AMICIS

A MA FEMME

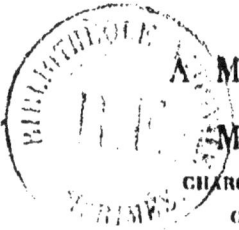

A MON PRÉSIDENT DE THÈSE

M. le Professeur DAMBRIN

CHARGÉ DE COURS DE MÉDECINE OPÉRATOIRE

CHIRURGIEN EN CHEF DES HOPITAUX

SECRÉTAIRE GÉNÉRAL DE LA SOCIÉTÉ DE CHIRURGIE DE TOULOUSE

AVANT-PROPOS

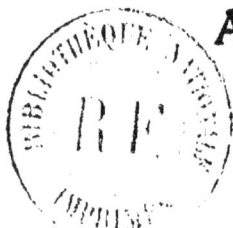

Après avoir atteint le but, le coup d'œil jeté en arrière donne des impressions diverses. Ne retenons ici que les agréables.

Saluons la mémoire de M. le Professeur Mottais d'Angers, qui nous initia aux mystères de l'ophthalmoscope. Et rendons à M. le Docteur Monprofit, l'éminent chirurgien angevin, cette justice de reconnaître que parmi ses élèves, il ne compta que des amis.

De l'Ecole de Nantes, nous nous souvenons de la bienveillante affection du Docteur Rappin. Nous avons assidûment suivi ses leçons, et son gracieux accueil nous faisait promptement oublier l'aridité de la science microbiologique.

Les hasards de la vie nous menèrent à Lésvellec, l'Asile d'aliénés du Morbihan. Nous n'en dirons rien. Mais il n'en sera pas de même de Saint-Athanase de Quimper, où nous avons rencontré M. le Docteur Meilhou, médecin-directeur, et M. le Docteur Lagriffe, alors médecin-adjoint. Le premier fut pour nous un chef savant et indulgent. Le second un excellent guide qui nous fortifia constamment de ses conseils ; il est, à l'heure actuelle, médecin-directeur d'un important Asile, et nous dirons à sa louange, qu'il ne nous a pas oublié.

De Saint-Nazaire et de Nice, où nous fûmes également interne, nous nous rappelons la grande urbanité de M. le Docteur Poussié et de M. Fighiera.

Mais c'est de Bordeaux que nous conserverons un souvenir impérissable. M. le Professeur Lande, ancien maire de Bordeaux, nous témoigna une tendresse quasi-paternelle. Non seulement il nous encouragea, mais il paya de sa personne dans des circonstances inoubliables. On le nommait le père des étudiants. Il n'avait pas usurpé ce titre, et nous avons sincèrement pleuré sa mort.

Nous ne nous pardonnerions pas, dans ce concert public de remerciements, d'oublier le Docteur Loup, notre ancien compagnon d'exil de Leyme, actuellement médecin-adjoint à l'Asile d'aliénés d'Auxerre. Mais les services qu'il nous rendit furent trop particuliers et trop intimes pour l'effleurer de l'éloge mérité qui offenserait sa modestie.

Merci à M. le Docteur Tissot, directeur de l'Asile d'Auch. Il nous a offert, avec sa parfaite hospitalité, toutes facilités pour achever nos études.

Notre excellent camarade Tapie fut pour nous, à l'hôpital d'Auch, un clinicien dont les leçons nous seront précieuses.

Et nous sommes grandement honoré de pouvoir revendiquer l'amitié de M. le Docteur Ducuing, chef de clinique chirurgicale à l'Hôtel-Dieu de Toulouse. Nous l'assurons ici de toute notre gratitude.

Nous gardons une place toute particulière à notre cher et dévoué ami, le Docteur Lecam, médecin de la Compagnie Générale Transatlantique.

Nous prions enfin M. le Professeur Dambrin de croire à notre respectueuse reconnaissance. Il nous a fait le grand honneur d'accepter la présidence de cette thèse, et nous sommes très fiers de cette faveur.

INTRODUCTION

Nous avons eu l'occasion d'observer dans le service de M. le professeur Jeannel une malade qui souffrait depuis un an environ de coliques vésiculaires et qui présentait un cholécyste calculeux qui fut traité par une cholécystectomie. La vésicule enlevée était dilatée mais paraissait normale, et elle ne contenait qu'un seul calcul. Quelques jours plus tard, l'anatomie pathologique nous apprenait que les parois de la vésicule étaient saines et que le liquide qu'elle renfermait était aseptique.

Ce fait peut étonner au premier abord. Peut-on ainsi enlever une vésicule biliaire sans inconvénient pour les malades? Cet organe n'a donc aucun rôle? Que serait-il devenu si on ne l'avait pas enlevé? La cholécystectomie était-elle bien l'opération indiquée? Autant de questions que peut suggérer, avec bien d'autres, le cas clinique que nous avons observé.

Sur les conseils de M. le docteur Ducuing, chef de clinique chirurgicale, il nous a paru intéressant de préciser ces divers points et de faire de leur étude le sujet de notre thèse inaugurale.

Les travaux publiés dans ces dernières années sur la lithiase biliaire, sa pathogénie, ses symptômes et surtout sur son traitement chirurgical sont considérables. Nous ne pouvons même pas songer à les énumérer. Nous nous proposons de bien limiter notre sujet et d'étudier simplement le traitement chirurgical du cholécyste calculeux et de montrer que la cholécystectomie doit être l'opération de choix.

Mais, auparavant, pour bien isoler le cholécyste calculeux, nous rappellerons brièvement les divers aspects que peut prendre la vésicule lithiasique.

Puis nous donnerons l'histoire de la malade que nous avons observée, et nous insisterons à ce sujet sur quelques particularités anatomiques ou cliniques.

Nous passerons alors en revue les diverses opérations proposées pour le traitement des cholécystites, et après les avoir discutées nous en déduirons que le traitement de choix du cholécyste calculeux est la cholécystectomie. Nous réfuterons les arguments opposés à cette intervention, et après avoir montré qu'elle n'offrait dans ce cas aucun inconvénient nous donnerons ses avantages.

Ainsi notre travail se trouvera divisé en plusieurs chapitres :

CHAPITRE I. — Les types anatomo cliniques de la lithiase vésiculaire.

CHAPITRE II. — Observation.

CHAPITRE III. — Les diverses interventions proposées dans la lithiase vésiculaire.

Chapitre IV. — La cholécystectomie est l'opération de choix dans le cholécyste calculeux.

A) Arguments donnés contre cette intervention.

B) Arguments donnés en faveur de cette intervention.

    1° La vésicule biliaire est inutile;

    2° La vésicule biliaire est dangereuse pour son porteur;

    3° La cholécystectomie donne de meilleurs résultats.

Conclusions.

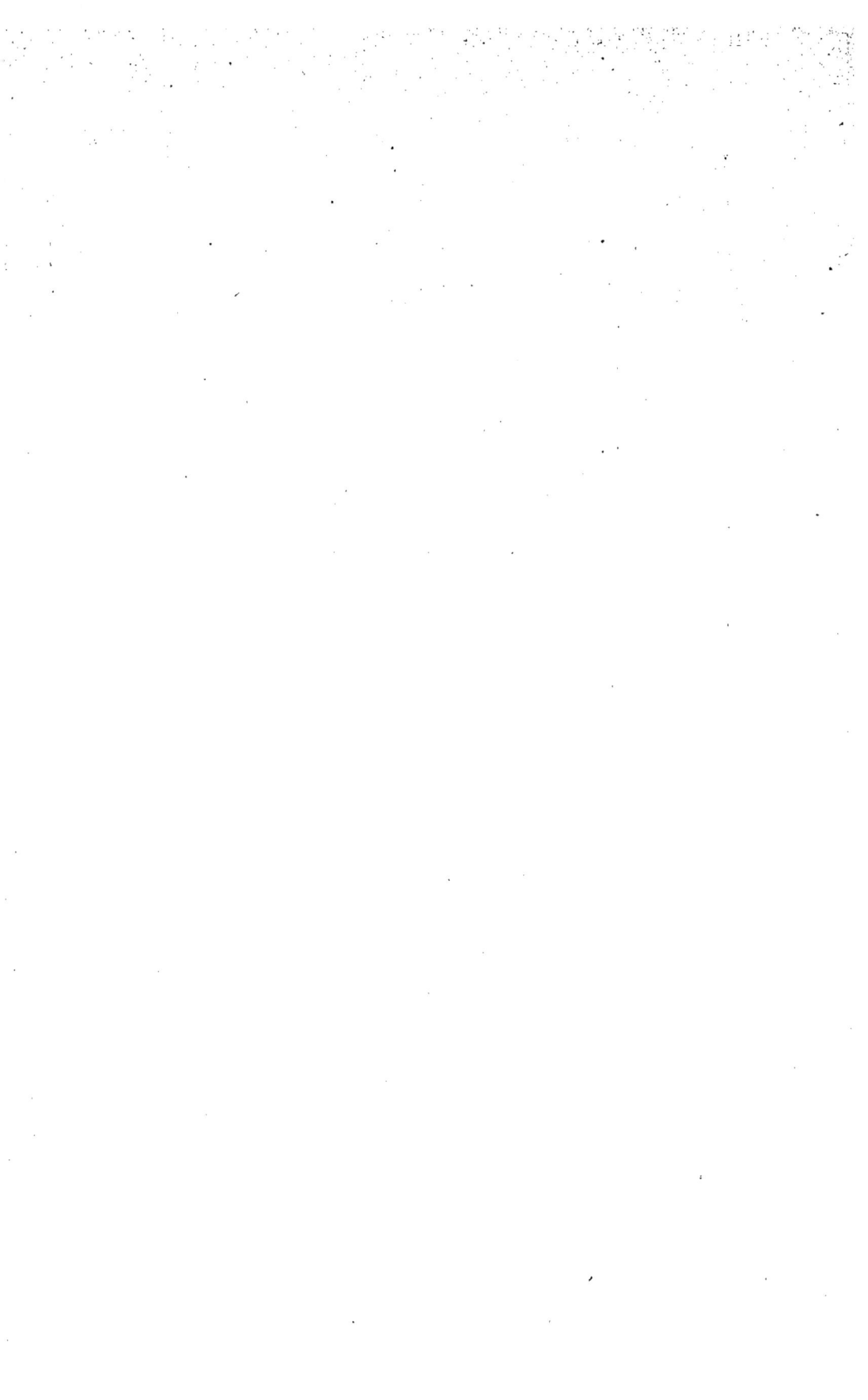

CHAPITRE PREMIER

Les types anatomo-cliniques de la lithiase vésiculaire

Les vésicules lithiasiques peuvent se présenter sous des aspects très divers, et entre chacun d'eux on peut trouver une série de transitions. Il est possible cependant de décrire certains types bien nets, et cette division a une grosse importance au point de vue du traitement.

Le traitement chirurgical de la lithiase vésiculaire que l'on peut considérer avec *Lecène* comme une des plus belles conquêtes de la chirurgie moderne nous a beaucoup appris sur l'anatomie pathologique de cette affection. Les nombreuses cholécystectomies effectuées ces dernières années ont permis d'étudier d'une façon précise les lésions histologiques du réservoir biliaire.

La lithiase vésiculaire peut se présenter en clinique et à l'opération sous divers aspects selon qu'il y a infection ou non et que dans le premier cas on opère à chaud ou à froid.

Les vésicules lithiasiques non infectées sont en effet par-

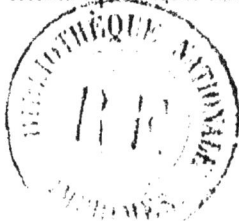

faitement connues aujourd'hui, et la bactériologie a démontré d'une façon certaine leur existence. Et ceci serait peut-être en faveur de l'origine cholestérinémique de certains calculs. Ce n'est que par un abus de langage que l'on parle dans ces cas de cholécystites. Il y a de simples lésions mécaniques.

La vésicule calculeuse peut être *saine*. Elle est normale comme volume, comme aspect ; ses parois ne présentent pas la moindre lésion ; il y a seulement un ou plusieurs calculs dans sa cavité. Ces cas, extrêmement rares, sont le plus souvent des trouvailles d'autopsie ou d'opération.

Cette vésicule saine peut présenter parfois une *distension calculeuse*, c'est-à-dire qu'elle renferme de nombreux calculs qui l'augmentent de volume. Il y a dans ce cas très peu de liquide. La vésicule a alors l'aspect d'une tumeur dure, irrégulière, bosselée, dans laquelle on peut déceler quelquefois la crépitation calculeuse. Ce type, très rare, s'accompagne le plus souvent de sclérose des parois.

Actuellement, on trouve de plus en plus à l'intervention des vésicules très peu altérées : les tuniques de l'organe sont simplement un peu épaissies et encore pas toujours ; la sous-séreuse et la musculaire présentent des traces d'une légère sclérose réactionnelle ; mais la vésicule contient une bile généralement noirâtre et parfaitement aseptique. On peut donc bien conclure que les phénomènes douloureux ressentis par les malades sont sous la seule dépendance de l'irritation mécanique des calculs.

Lorsqu'un de ceux-ci, généralement assez gros et qui peut être unique vient se placer au niveau du col de la vésicule, il peut parfois former soupape, permettre à la bile de rentrer et l'empêcher de sortir, et il produit ainsi la *dilatation biliaire* de la vésicule.

Mais si ce calcul obture complètement et définitivement le col ou bien le canal cystique, il empêche l'afflux normal de la bile dans la vésicule, et on observe alors parfois la formation d'une lésion très particulière que nous étudions surtout dans ce travail : l'*hydrocholécyste* ou *mucocèle* de la vésicule biliaire ou *hydropisie* de la vésicule.

Ce qui la caractérise c'est l'aspect spécial du liquide qu'elle contient et qui la distend, qui n'est pas de la bile, mais un liquide clair et incolore et avec cela l'existence constante d'une obstruction du canal cystique.

Elle se présente ordinairement comme une tumeur régulière et lisse, à paroi tendue. Elle est pyriforme, quelquefois un peu plus sphérique, mais presque toujours plus ou moins allongée, avec une grosse extrémité dirigée en bas et correspondant au fond de la vésicule distendue, et une extrémité fixe plus ou moins effilée, par laquelle elle se rattache au foie.

Son volume varie beaucoup suivant les cas. Le plus souvent il est comparable à celui d'un œuf, d'une mandarine, d'une orange, du poing ou de la tête d'un fœtus. Il est plus rare qu'elle dépasse ces dimensions. Enfin exceptionnellement on a vu des hydropisies de la vésicule présenter d'énormes proportions contenir un certain nombre de litres de liquide et donner lieu en clinique à des incertitudes ou des erreurs. Il est classique de citer les faits où elles ont été prises pour des kystes de l'ovaire ou tout au moins pour des kystes hydatiques de belle taille.

Le liquide contenu est clair, limpide, incolore ou d'un jaune pâle, légèrement citrin. Souvent il est visqueux, muqueux; mais parfois il est séreux, ressemblant à de l'eau de roche d'un kyste hydatique. Dans la très grande majorité des cas il est *aseptique*.

Les calculs peuvent être en nombre variable, parfois il n'y en a qu'un qui obture le canal cystique.

Les parois doivent être *normales* ou tout au moins très peu altérées dans leur structure, car s'il existe des lésions anciennes de sclérose inflammatoire pariétale, la production d'une grande distension vésiculaire est chose impossible. Le plus souvent ces parois sont libres d'adhérences avec les organes voisins.

Dans les cas de dilatation très rapide, la paroie est amincie; mais dans les autres cas elle peut être et elle est même assez souvent un peu hypertrophiée. Elle présente alors quelquefois des *invaginations pariétales de la muqueuse,* formant en certains points de véritables diverticules.

Le mécanisme de la formation de ces diverticules est encore bien obscur et mal connu, il semble cependant que la distension pathologique de l'organe creux soit un facteur essentiel de leur production. En tous cas, leur signification pathologique est grande; il semble en effet que des calculs se forment souvent à l'intérieur de ces diverticules. C'est ainsi que l'on trouve parfois dans la paroi même de la vésicule des calculs enclavés assez volumineux *intramuraux* selon l'expression de *Lecène* et qui peuvent en cas d'infection vésiculaire déterminer des complications importantes, telles que des perforations de la paroi vésiculaire, avec production d'abcès intra-hépathique sus-vésiculaires, ou de foyers de péritonite circonscrite sous-hépatique quand il a pu se former des adhérences, ou même production de péritonite généralisée. On le voit la connaissance de ces *calculs intra-muraux* est extrêmement intéressante.

Comment l'obstruction du cystique produit-elle l'hydropisie de la vésicule? Deux théories expliquent cette transformation.

D'après Frerichs, par suite de l'occlusion du col la bile cesse d'arriver dans la vésicule; celle que contient ce réservoir est peu à peu résorbée et remplacée par la sécrétion muqueuse des parois de la vésicule. Ce mucus provient des cellules de la paroi mais non de glandes véritables qui n'existent pas dans la vésicule biliaire. Les canaux, dits de Lushka, sont, ainsi que le fait remarquer Lecène, de simples imaginations très profondes de l'épithélium qui reste normal et n'est nullement différencié.

D'après Nuvoli, la bile se résorbe, mais en même temps qu'il y a sécrétion muqueuse des parois, il y a échange entre le sang et le liquide de la cavité; la bile abandonne ses éléments constitutifs, et le sang de l'eau et de l'albumine. En quelques semaines les pigments biliaires auraient disparu, et il n'y aurait plus qu'un peu de graisse et de cholestérine qui disparaîtraient elles-mêmes au bout de quelques mois. Il ne resterait plus alors dans la vésicule qu'un liquide séreux, plus ou moins riche en albumine et en mucus.

Ces théories peuvent contenir une part de vérité, et ainsi

s'expliquerait, suivant la prédominance dans chaque cas particulier de l'un ou l'autre processus, la différence d'aspect que l'on constate dans le liquide des hydropisies vésiculaires, tantôt muqueux et ressemblant à de la synovie, tantôt séreux à semblable à de l'eau.

Nous voyons donc que dans *le cholécyste calculeux les lésions sont très peu marquées*, et ce fait, ainsi que le caractère aseptique du liquide, montrent bien que ce sont là *des troubles mécaniques et non infectieux.*

Mais ces lésions purement mécaniques et aseptiques de la vésicule sont en somme exceptionnelles, et dans la majorité des cas le chirurgien dirige ses interventions contre des lésions manifestement infectées, contre de *véritables cholécystites calculeuses.*

Si l'infection est bénigne, on observe peu de lésions et on a alors une *cholécystite catarrhale.*

Mais dans des formes aiguës qui commandent parfois une opération d'urgence, on peut trouver une *pancholécystite aiguë* avec lésions phlegmoneuses ou gangréneuses de la paroi vésiculaire. C'est l'*empyème* de la vésicule.

Dans ces formes aiguës graves, on trouve souvent des *ulcérations* de la paroi qui siègent le plus souvent au point de pression des calculs et qui peuvent amener des perforations donnant ou bien des abcès sous-hépatiques, ou bien des péritonites diffuses.

Enfin, le plus souvent, on observe des *cholécystites scléreuses*, soit *hypertrophiques*, ce qui est rare, soit *atrophiques*, ce qui est de beaucoup le plus fréquent.

Ces vieilles cholécystites chroniques scléro-atrophiques

sont souvent difficiles à découvrir au milieu d'adhérences épaisses, et elles peuvent présenter de grandes difficultés opératoires. La vésicule est petite, rétractée, les parois sont épaisses, dures, rigides, résistantes comme du carton, parfois calcifiées; elles peuvent présenter des abcès intrapariétaux. Il y a très souvent des adhérences et de la péricholécystite intense. En général, il y a plusieurs calculs, le liquide est peu abondant.

Enfin, on sait que l'existence d'un *adéno-cacinome* de la muqueuse n'est pas exceptionnelle dans les vieilles cholécystites calculeuses. D'ailleurs, le cancer primitif de la vésicule biliaire ne s'observe pour ainsi dire que sur des vésicules lithiasiques.

Ainsi nous voyons que le cholécyste calculeux est une affection non inflammatoire de la vésicule biliaire, mais que celle-ci peut présenter des lésions beaucoup plus graves à la suite de la lithiase infectée.

CHAPITRE II

OBSERVATION

(recueillie dans le service de M. le professeur Jeannel
par M. E. Saint-Martin, Interne du service)

—————

Cholécyste calculeux. — Coliques vésiculaires. Cholécystectomie. — Guérison.

—————

M... Rose, âgée de 29 ans, couturière, entre le 1ᵉʳ mai salle Saint-Vincent, n° 8.

Son père et sa mère sont en bonne santé. Elle a 4 sœurs bien portantes ainsi que 3 frères. Un autre frère a eu la fièvre typhoïde et l'appendicite.

La malade aurait eu à 6 mois la fièvre typhoïde; elle était nourrie au sein de la mère qui était atteinte de cette maladie. Pendant l'enfance elle a eu la rougeole. A 11 ans elle aurait eu de nouveau la fièvre typhoïde mais elle ne peut donner de renseignements sur les symptômes qu'elle présentait alors.

Elle a été réglée pour la première fois à 13 ans. Règles

normales. A 20 ans elle a un garçon qui est actuellement en bonne santé. Après l'accouchement elle aurait eu
de la fièvre. A 28 ans fausse-couche de 4 mois. Depuis
elle a quelques pertes blanches.

Un mois après sa fausse-couche la malade aurait eu une
crise d'appendicite. Subitement après une fatigue elle a
ressentie une douleur violente, généralisée à tout le ventre,
elle a eu des vomissements, de la diarrhée et une tempéra-
ture de 40° degrés. Malgré cela elle continue de manger,
de prendre des fortifiants, de la viande et elle se lève.
Cette situation ne s'améliorant pas elle rentre chez elle à
Luchon, où un médecin appelé diagnostique une crise
d'appendicite et applique le traitement refroidisseur
pendant 1 mois. Elle présentait au début une grosse tu-
méfaction dans le flanc droit et on avait parlé de péritonite,
d'abcès et d'intervention d'urgence. Elle n'a jamais eu
d'ictère.

Depuis la malade a très souvent de petites crises très
douloureuses et elle est obligée de suivre un régime
sévère. Au moment de ces crises elle souffre sous le rebord
des fausses-côtes à droite et la douleur s'irradie vers le
creux épigastrique. Elle sent parfois « une boule qui sort
de dessous les côtes » et qui la fait souffrir. Elle peut
toucher cette boule.

A l'examen ventre souple. Douleur très nette au point
vésiculaire et non au point de Mac-Burney. On sent,
sortant de dessous les fausses-côtes une tumeur allongée,
régulière, arrondie, assez dure, douloureuse descendant de
8 à 10^{cm} au-dessous des côtes et ressemblant parfaitement à

3

une vésicule allongée. Elle est mate et la matité se continue avec le foie. Elle est irréductible et assez peu mobile, un peu cependant dans le sens transversal.

Opération le 14 mai. Anesthésie à l'éther (appareil d'Ombredanne) Incision verticale sur la tumeur. Vésicule pleine de liquide, allongée, en forme de pénis, sans adhé-rences. Cholécystectomie d'avant en arrière. Cystique gros comme le pouce. Ligature en masse du pédicule. Vésicule enlevée sans avoir été ouverte. On place un petit drain au niveau de la ligature. L'appendice sain est cependant enlevé.

La vésicule pleine de liquide muqueux, *stérile*, contient un calcul ayant un volume de 1 centimètre cube obturant le cystique. Elle paraît normale macros-copiquement (sauf son volume=poing.)

Au microscope la paroi est très peu altérée. Il y a un peu d'hypertrophie de la couche musculaire et des diverticules muqueux. On n'a pas trouvé de calculs intra-muraux.

En somme lésions peu marquées mais typiques du cholécyste calculeux.

Suites parfaites : le premier jour le drain donne un peu de sang puis plus rien. On le laisse cependant 5 jours dans la crainte d'une fistule qui ne se produit pas. La malade se lève le dix-huitième jour et sort en excellent état le 4 juin. Depuis nous avons eu de ses nouvelles : elle a engraissé, elle ne souffre plus, mène une vie normale et se considère comme guérie.

CHAPITRE III

Les diverses interventions proposées dans le traitement de la lithiase vésiculaire

Le choix d'un procédé opératoire, quand on a décidé une intervention au cours d'une cholélithiase, était il y a quelques années un des problèmes les plus discutés de la chirurgie. Actuellement, au moins en France, on tend de plus en plus à faire des interventions radicales et la cholécystostomie ne vit plus que des quelques rares contre-indications de la cholécystectomie.

En effet la lutte a eu lieu surtout entre les partisans des opérations conservatrices et les partisans des interventions radicales.

Les *opérations conservatrices* sont :

1º La *cholécystotomie idéale* ;

2º La *cysticotomie* ;

3º La *cholécystostomie.*

Les *opérations radicales* se résument à une seule : la *cholécystectomie avec ou sans drainage de l'hépatique.*

Etudions rapidement le principe de chacune de ces interventions et voyons quelles en sont les indications théoriques, celles pour lesquelles elles ont été proposées. Nous ne discuterons pas ici leur valeur nous réservant de le faire dans le chapitre suivant à propos des indications opératoires du cholécyste calculeux.

La *cholécystendyse* ou *cholécystotomie idéale* consiste à ouvrir la vésicule calculeuse, à la débarasser de son contenu et à la refermer ensuite. C'est, théoriquement tout au moins, l'opération de choix, l'opération idéale dans les cas de vésicule saine avec voies biliaires perméables : elle supprime le mal tout en conservant l'organe et la guérison est obtenue dans un minimum de temps.

Elle a été exécutée pour la première fois par Meredith en 1883 et elle a joui d'une certaine vogue à une époque où l'on craignait que l'ablation de la vésicule ne retentît d'une façon fâcheuse sur le fonctionnement de l'organisme. Kehr lui-même devenu depuis le grand défenseur de la cholécystectomie, avait eu recours à elle au début. Mais aujourd'hui elle n'est pour ainsi dire plus pratiquée et elle serait déjà tombée en désuétude si elle n'avait pour défenseurs des chirurgiens tels que Garré, Kocher et Kummel.

La *cysticotomie* qui consiste à inciser le canal cystique et à en extraire le calcul est une opération d'exception ainsi que la *résection partielle* de la vésicule en cas de dilalation de ce réservoir. Elle exige une vésicule saine, un calcul facile à saisir et un canal perméable. Elle est très rarement pratiquée.

La *cholécystostomie* après incision de la vésicule la fixe à la paroi et la draine. Elle a pour but d'assurer le drainage de la vésicule et des voies biliaires quand elles sont infectées, de permettre l'élimination secondaire de calculs ou de sable qui peuvent rester dans les voies biliaires, et enfin selon l'expression de Lejars elle « réserve l'avenir », et laisse au chirurgien, en cas d'accidents ultérieurs, la faculté de rendre possibles ou plus faciles certaines interventions.

Elle a surtout été opposée à la cholécystectomie et elle est défendue par *Kocher*, *Mayo-Robson*, *Brownlee*, les frères *Mayo* etc... Elle semble surtout indiquée quand la vésicule est malade, infectée et que le canal est perméable. Enfin elle semble l'opération de choix dans l'empyème de la vésicule, dans la pancholécystite.

La *cholécystectomie* consiste dans l'ablation complète, totale de la vésicule biliaire et du canal cystique que l'on lie le plus près possible du cholédoque. L'idéal est d'enlever la vésicule sans l'ouvrir. Cette intervention gagne de plus en plus de nombreux partisans et elle est très en faveur en France à l'heure actuelle aussi bien auprès des chirurgiens que des médecins qui en voient les meilleurs résultats éloignés.

Elle a été d'abord proposée pour enlever des vésicules malades qui auraient été évidemment nuisibles plus tard et aussi dans les cas de canal imperméable. On tend actuellement à l'appliquer même au traitement des vésicules saines et *Cushing* allant d'ailleurs un peu trop loin prétend que « la vésicule doit être traitée comme l'appendice et enlevée même si elle est saine, quand au cours d'une laparotomie elle se présente sous la main. »

Il y a encore un point de technique qui sépare les chirurgiens au sujet de la cholécystectomie : savoir si on doit la faire suivre ou non du *drainage de l'hépatique*.

CHAPITRE IV

La Cholécystectomie est l'opération de choix du cholécyste calculeux

---

La cholécystectomie paraît au premier abord une opération bien radicale pour un cholécyste calculeux surtout lorsque comme dans notre cas la vésicule peu dilatée est à peu près saine, qu'il n'y a qu'un seul calcul et que les voies biliaires sont perméables.

Cependant c'est l'intervention qu'a pratiquée M. le professeur Jeannel, et bien d'autres chirurgiens font la même chose. A l'heure actuelle la cholécystectomie est le traitement de choix du cholécyste calculeux et nous allons en donner les raisons.

Dans un premier paragraphe nous étudierons les arguments donnés par les adversaires de la méthode, et dans un deuxième nous verrons ceux qui sont en sa faveur.

A). — ARGUMENTS DONNÉS CONTRE CETTE INTERVENTION

Il semble que l'opération de choix du cholécyste calculeux devrait être la *cholécystotomie idéale*. De cette manière on garde la vésicule, on n'a pas de fistule et réduisant l'organe dans le ventre sans le fixer à la paroi, on n'a pas à compter avec des adhérences.

Mais cette opération si simple en apparence n'est pas exempte de dangers. On connaît la répugnance et la méfiance de tant de chirurgiens pour cette intervention, que beaucoup proscrivent même d'une façon absolue, prétextant la crainte de voir les sutures vésiculaires se rompre ou déchirer la paroi de l'organe sous l'influence de la tension des liquides contenus à son intérieur, ou encore sous l'influence des contractions musculaires énergiques de l'organe et des accidents graves et mortels d'infection péritonéale en être la conséquence.

Aussi malgré quelques superbes résultats, cette intervention est-elle presque abandonnée d'autant plus qu'elle a le gros inconvénient de laisser la vésicule. Nous reviendrons sur ce dernier point dans le paragraphe suivant.

De plus la cholécystotomie peut laisser des calculs ; certains peuvent être encastrés dans la muqueuse et peuvent ne pas être ramenés au dehors de la plaie quelque soin qu'on apporte à les rechercher. D'autres peuvent en particulier s'engager dans le canal cystique et trop petits pour l'obstruer ils peuvent permettre à la bile de s'écouler librement par le cystique ouvert et ces concrétions échapperont inévitablement à l'opérateur.

Donc la cholécystotomie idéale que les adversaires de la cholécystectomie proposent comme traitement de choix du cholécyste calculeux, est une opération dangereuse, insuffisante et qui laisse la vésicule.

La *cysticotomie* peut donner elle aussi d'excellents résultats théoriques et il semble qu'on devrait l'opposer à la cholécystectomie. Mais ce doit être une opération d'exception car souvent les difficultés opératoires sont grandes tant et si bien que l'on a proposé *l'incision de proche en proche* des voies biliaires. De plus cette opération laisse la vésicule.

On voit donc que les opérations théoriquement idéales pour le cholécyste calculeux sont mauvaises. On ne peut pas les opposer à la cholécystectomie.

Il reste cependant la *cholécystostomie*. Nous ne croyons pas qu'elle soit indiquée dans le cholécyste, car son principal avantage, le drainage, est ici inutile puisqu'il n'y a pas infection, et que au contraire ce drainage n'a que des inconvénients. En effet il se produit une fistule très ennuyeuse pour le malade, il peut y avoir des formations d'adhérences douloureuses, on peut constater une hernie de la cicatrice et enfin et surtout on laisse la vésicule.

Quels sont donc les gros reproches que l'on fait à la cholécystectomie pour lui opposer ainsi des interventions qui, nous l'avons vu, sont mauvaises ? Ses adversaires prétendent :

1° Quelle n'est pas physiologique puisqu'elle supprime la vésicule.

Nous verrons que cela n'a aucun inconvénient et que au contraire il n'y a que des avantages.

2° La cholécystectomie « ne réserve pas l'avenir » elle supprime le « fil conducteur » pour les opérations ultérieures.

Cela est vrai, mais le meilleur moyen d'éviter ces opérations ultérieures est précisément de supprimer la vésicule.

D'ailleurs s'il fallait intervenir de nouveau l'acte opératoire serait peut-être un peu plus difficile mais il ne serait certainement pas impossible.

3° La cholécystectomie est une opération plus grave.

Nous ne croyons pas qu'il en soit ainsi, surtout dans le cas qui nous occupe d'hydropisie de la vésicule. Au contraire, dans ces cas, la technique est certainement plus facile, et il est plus aisé d'enlever une vésicule saine en posant une ligature sur le cystique au-delà du calcul, que d'ouvrir la vésicule et d'extraire le calcul qui est parfois fortement enclavé au niveau du bassinet ou du cystique.

Les incidents opératoires (hémorragies, etc...) sont nuls, les suites opératoires sont parfaites et, s'il se produit une fistule, elle se tarit très rapidement ; enfin la mortalité est très basse. Dans ces cas bien choisis, opérés en dehors d'une crise aiguë et chez des malades sans tare organique, une cholécystectomie est vraiment aujourd'hui une opération très bénigne donnant à peine 1 à 2 % de mortalité.

4° Il peut se produire des *pseudo-récidives*.

Ces pseudo-récidives, c'est-à-dire des phénomènes douloureux qui persistent après l'intervention, peuvent venir soit de phénomènes inflammatoires, soit de calculs laissés, soit encore d'adhérences.

Il suffit d'énumérer ces diverses causes pour voir qu'elles se produisent beaucoup moins fréquemment avec la cholécystectomie qu'avec la cholécystostomie.

5° Il peut se produire des *récidives*.

Certes, le fait est exact, mais on conviendra que la meilleure méthode pour éviter les récidives est l'ablation de la vésicule, centre de formation de calculs, puisque comme le dit *Langenbuch* on enlève à la fois « les pierres et la carrière. »

Mais les récidives vraies peuvent être considérées comme tout à fait exceptionnelles dans la cholécystectomie, tandis qu'elles sont fréquentes dans les autres opérations. Les statistiques sont absolues à ce sujet.

Cependant on peut constater ces récidives après une intervention radicale, soit qu'il se forme de nouveaux calculs dans les voies biliaires extra-hépatiques, soit qu'il s'en forme dans les voies intra-hépatiques.

Dans le premier cas on observe une dilatation de ces voies dans laquelle vient s'accumuler la bile pendant l'intervalle des repas. On a même pu voir une dilatation d'une portion du cystique qui simulait une petite vésicule. Il est donc important, on le voit, de lier le cystique au ras du cholédoque.

Mais ces récidives ne forment pas une contre-indication de la cholécystectomie, bien au contraire. Elles indiquent simplement que la chirurgie est impuissante à guérir la cause de la lithiase et qu'il faut continuer à traiter celle-ci.

On sait actuellement que la lithiase biliaire est sous la dépendance de deux causes : l'infection, la cholestérinémie.

Dans le cholécyste calculeux, l'infection n'est pas la cause principale, c'est la cholestérinémie. Après l'intervention, le malade devra suivre un régime qui le mettra à l'abri de nouveaux accidents, alors qu'auparavant il était impuissant à calmer les douleurs. Cette chirurgie viscérale demande d'après *Lecène*, une étroite collaboration médico-chirurgicale. L'intervention ne suffit pas à guérir les malades atteints de lithiase biliaire, mais elle les place, d'après *Castaigne*, dans des conditions idéales pour que le médecin puisse ensuite achever leur guérison. Et c'est la cholécystectomie, opération qui a fait ses preuves, qui est indiquée.

B. — ARGUMENTS EN FAVEUR DE LA CHOLÉCYSTECTOMIE.

Nous venons de voir que les autres interventions sont difficiles ou insuffisantes et nous avons réfuté les principaux reproches que l'on fait à l'opération radicale. Nous allons voir maintenant quels sont ses avantages.

Et d'abord nous montrerons que physiologiquement elle n'a aucun inconvénient car la vésicule biliaire est inutile.

De plus ce réservoir est dangereux pour son porteur quand il y a lithiase ; il faut donc l'enlever.

Enfin les résultats éloignés de la cholécystectomie sont bien meilleurs.

Etudions chacun de ces points :

1°). —*La vésicule biliaire est un organe inutile.*

Avant d'en arriver à cette conclusion rappelons brèvement le *rôle physiologique* de la vésicule biliaire. Celui-ci semble être triple : la vésicule est un réservoir, un modificateur de la bile et un organe d'excrétion.

a). — *La vésicule est un réservoir.*

Pendant longtemps on a cru que la bile était secrétée par la vésicule ; puis on admit que le liquide s'accumulait dans la vésicule pendant l'intervalle des repas. Certains auteurs n'acceptent pas encore cette théorie et récemment *Bardeleben* (1906) la trouvait insoutenable et pensait que la bile s'écoule dans l'intestin au fur et à mesure de sa formation ; il ajoutait : « un simple calcul montre que les 800 gr. environ de bile produits journellement, ne pourraient pas trouver de place dans la vésicule et dans les voies biliaires, dans l'intervalle des repas, si l'évacuation ne se faisait que 4 fois par jour, au moment des principaux repas ».

Mais actuellement, grâce à la découverte du sphincter d'*Oddi* (1887) et aux recherches expérimentales de *Pawlow* et de *Bruno* se trouve bien établi le fait que la bile, incessamment secrétée, cherche à s'écouler dans l'intestin, mais rencontrant la barrière que lui oppose le sphincter d'*Oddi*, elle sera pressée contre les parois des canaux biliaires, trouvant une issue vers le cystique elle s'y engagera pour aller s'accumuler dans la vésicule qui est donc bien un réservoir

b). — *La vésicule est un modificateur de la bile.*

Ces modifications semblent être de deux ordres : la vésicule *absorbe* et elle *secrète.*

La vésicule est un sac absorbant. Ce qui le prouve c'est que la bile est beaucoup plus concentrée à son niveau que lorsqu'elle sort de l'hépatique. Nous avons vu aussi que lorsque le cystique est obturé la bile vésiculaire se transforme en un liquide clair et qu'on a expliqué ce phénomène par des échanges qui se passent au niveau de la paroi.

La vésicule secrète aussi une mucine et une pseudo-mucine. Nous avons étudié cette secrétion et les pseudo-glandes qui l'élaborent à propos de la pathogénie du cholécyste calculeux. Nous n'y reviendrons pas ici, d'autant plus que cette secrétion semble être presque nulle dans une vésicule normale non obturée.

c). — *Rôle de la vésicule dans l'excrétion de la bile.*

L'expérimentation a parfaitement démontré qu'il se passe au niveau des voies biliaires un phénomène analogue à celui qui se passe pour la miction.

Il est probable que c'est l'action du chyme sur la muqueuse intestinale qui déclanche le phénomène. Le sphincter d'Oddi se relâche alors, la bile tend à s'écouler et le système musculaire tout entier des voies biliaires entre en contraction pour chasser son contenu. La vésicule possède une tunique moyenne riche en fibres musculaires lisses, et celles-ci doivent vaincre les difficultés mécaniques du cystique et de la valvule de Heister. La pression est assez considérable et monte chez l'animal à jeun jusqu'à environ 25 centimètres d'eau.

D'ailleurs, on peut admettre que la bile au moment du relâchement du sphincter s'écoule seule par l'effet de « la vis à tergo ». L'écoulement serait alors moins régulier, car la pression diminue sans cesse.

Nous venons de voir le rôle physiologique de la vésicule, nous allons montrer maintenant que cet organe n'est nullement nécessaire et que *son absence ne trouble pas le fonctionnement de l'organisme*. De nombreux faits tirés de la clinique et de l'expérimentation tendent à prouver la véracité de ces affirmations, l'embryologie et l'anatomie comparée viennent encore à l'appui de cette hypothèse.

a). — *Preuves tirées de l'embryologie et de l'anatomie comparée*

On peut considérer la vésicule comme un canal biliaire fortement modifié. Son absence congénitale a été observée plusieurs fois, et elle est parfaitement compatible avec la vie. *Gay* en a réuni dix-neuf cas, et en 1908 *Stone* en rapportait le vingtième.

Chez les animaux, il existe une extrême variété quant à la présence ou à l'absence de la vésicule. Certains en possèdent, d'autres en sont privés sans qu'on puisse donner une raison à cette diversité.

Ainsi le cheval n'a pas de vésicule, alors que son régime est le même que celui du bœuf et du mouton, par exem-

ple, qui en possèdent une. En quoi le cerf se distingue-t-il
des autres ruminants pour être le seul privé de cet organe ?
Ce réservoir peut même faire défaut chez certains indi-
vidus d'une même espèce. C'est ainsi que chez la girafe,
par exemple, on a pu tour à tour trouver une vésicule chez
certains sujets et pas chez d'autres.

Ces faits nous conduisent donc à cette conclusion que la
raison d'être de la vésicule nous échappe, et que le séjour
de la bile dans un réservoir spécial n'est pas indispensable
pour donner à ce liquide toutes les qualités qui lui sont
nécessaires.

b). — *Preuves tirées de la clinique*

Quand la vésicule est supprimée brusquement, il est
logique de penser que la bile arrêtée par le sphincter d'Oddi,
ou bien va forcer ce dernier et s'écouler goutte à goutte
dans l'intestin, ou bien va dilater les voies biliaires. Si celles-ci résistent la pression peut augmenter considérablement
et devenir égale, puis supérieure à la pression de sécrétion
qui sera ainsi arrêtée. Dans chacune de ces deux hypo-
thèses, il semble qu'il devrait se produire des troubles dans
la digestion, d'autant plus que si la bile s'écoule, elle n'est
plus modifiée par le mucus de la vésicule et que, par consé-
quent, elle est beaucoup plus irritante.

Certes, on a pu observer des dilatations des voies biliaires à la suite de cholécystectomie, et parfois il se produit
une véritable néo-vésicule. Mais quel que soit le mécanisme
de suppléance fonctionnelle un fait est certain : c'est que

les malades suivis longtemps après l'opération ne présentent aucun accident du fait de la suppression de leur vésicule.

La clinique est absolument affirmative à ce sujet, et tous les auteurs, chirurgiens ou médecins, sont d'accord pour déclarer que l'enlèvement de la vésicule n'a pour l'individu aucune suite fâcheuse, ni immédiate, ni éloignée. Les objections théoriques sont donc sans valeur : les cholécystectomisés ne présentent aucun trouble de ce fait là.

D'ailleurs on trouve en clinique de nombreuses vésicules qui sont supprimées fonctionnellement et qui ne causent aucune perturbation sur la digestion. Il en est ainsi pour nombre de cas d'oblitération du cystique ou encore de vésicules atrophiées et c'est précisément ce qui se passe dans le cholécyste calculeux.

c) Preuves tirées de l'expérimentation.

Plusieurs auteurs se sont occupés de cette question et en particulier *Oddi, Nasse, de Voogt, Haberer* et *Clairmont, Hautefort* et plus récemment *Klee et Klupfel*. Tous sont unanimes à reconnaître qu'il ne survient aucun trouble à la suite de la cholécystectomie.

Les discussions ont surtout porté sur la question de savoir s'il se produisait une dilatation des voies biliaires, point intéressant surtout au point de vue des récidives ainsi que nous l'avons vu.

Il semble certain que si on extirpe tout le cystique, en liant ce canal au ras du cholédoque, il ne se produit aucun diverticule. Les voies extra-hépatiques sont toujours un peu

dilatées, mais les voies intra-hépatiques ne subissent
aucune modification pas plus que la parenchyme hépatique.
La secrétion reste donc normale.

De tous ces faits nous pouvons conclure que la cholécystectomie ne modifie pas le fonctionnement de la secrétion hépatique et dire avec *Stieda* et *Hautefort* : « On peut
se passer de vésicules biliaire, comme le prouvent les
expériences sur l'animal, l'absence congénitale, l'état
pathologique et les résultats opératoires.

2°) *La vésicule biliaire est dangereuse pour son porteur*.

Nous allons montrer que chez un individu qui a déjà
eu des phénomènes de lithiase biliaire, la vésicule est une
source perpétuelle de dangers car elle a un rôle dans la
formation des calculs et par suite expose aux récidives, et
aussi parce que une vésicule lithiasique a un avenir sombre
et qu'elle menace son porteur de toutes les complications
de la lithiase. Voyons chacun de ces points en particulier.

a) *Le rôle de la vésicule dans la lithiase.*

Certes le réservoir biliaire n'est pas la cause de la
lithiase, mais on sait qu'il est le *centre de formation* des
calculs et qu'il en est aussi le *réceptacle*.

Ce rôle se comprend aisément si on veut bien se rappeler
les particularités anatomiques de la vésicule. Ce réservoir
est disposé de telle façon, son canal évacuateur présente
de telles coudures et de telles valvules intérieures, la bile

qu'elle contient est si épaisse que son écoulement se fait difficilement et qu'il se produit fatalement de la *stase*. Or cette stase est le meilleur agent provocateur de la formation de calculs.

En effet sans ébaucher même la pathogénie de la lithiase biliaire, rappelons qu'aujourd'hui on explique de deux façons différentes la précipitation de sable biliaire. Il peut y avoir *infection* des voies biliaires, modification chimique de la bile et formation de calculs. Cette infection peut être d'ailleurs d'origine ascendante ou d'origine hématogène.

Mais parfois il n'y a pas infection, il y a seulement excès de cholestérine dans l'organisme, *cholestérinémie*. Le sang se débarrasse de sa cholestérine par la bile, celle-ci en est surchargée et comme elle stagne dans la vésicule il se forme un calcul.

Notons d'ailleurs que dans le cas qui nous intéresse du cholécyste calculeux il peut y avoir au début très légère infection (à la suite de typhoïde par exemple). Les microbes forment un noyau d'appel, puis s'il y a cholestérinémie, le calcul augmente. Ainsi donc dans ce cas il peut y avoir souvent cholestérinémie et les sujets seront aptes à former de nouveaux calculs au niveau de la vésicule.

La lithiase chirurgicale est d'ailleurs toujours d'origine vésiculaire, car la boue qui peut se former au niveau des autres voies biliaires est entraînée avec la bile et n'a aucun intérêt chirurgical.

b). — *Avenir d'une vésicule calculeuse.*

Nous avons vu dans un précédent chapitre quel était

l'état de la vésicule calculeuse et nous savons que dans le cholécyste la paroi est très peu altérée. Cependant il peut exister des *calculs intra-muraux* que le chirurgien ne peut soupçonner et qui sont la source de complications extrêmement graves qui peuvent aller jusqu'à la perforation et la péritonite.

. Cette vésicule peut-elle guérir ? Certes oui mais l'opérateur qui l'a sous les yeux ne peut jamais l'affirmer et il doit toujours songer à ce qu'elle peut devenir.

Il est évident qu'elle est une cause fréquente de *récidives* surtout quand la lithiase est sous la dépendance de la cholestérinémie. Nous ne parlons pas bien entendu des fautes opératoires, parfois impossibles à éviter, qui consistent à laisser des calculs dans la vésicule ; comment par exemple reconnaître l'existence de calculs intra-muraux ? Cela est impossible.

Cette vésicule que l'on aura laissée parce qu'elle paraissait saine va donc redevenir une vésicule calculeuse et le patient va de nouveau être exposé à tous les dangers de la lithiase : depuis la simple colique hépatique, parfois si douloureuse, jusqu'aux complications les plus graves : cholécystites aigues, chroniques, ulcéreuses, purulentes, etc. angiocholécystites et peut-être même cancer.

Enfin le mieux qui puisse arriver est que la vésicule s'atrophie ou qu'il se forme un nouveau cholécyste. Dans les deux cas la vésicule est supprimée fonctionnellement ; il vallait donc mieux le faire chirurgicalement lors de la première intervention.

3°). — *La cholécystectomie donne des résultats parfaits.*

Nous avons déjà vu les avantages de la cholécystectomie et nous avons montré que c'était l'opération qui mettait le plus à l'abri des récidives. Celles-ci peuvent se produire il est vrai, mais alors c'est que le traitement médical post-opératoire qui est nécessaire a été insuffisant.

« Il nous semble donc, dit *Castaigne*, que l'exérèse de la vésicule biliaire lithiasique met plus sûrement à l'abri des récidives que sa simple ouverture et si nous insistons sur cette conclusion tirée de nos observations, c'est parce qu'elle confirme la façon de procéder de la plupart des opérateurs qui ont acquis une compétence particulière en chirurgie biliaire ».

En terminant, rappelons ces conclusions de *Lecène* :

« ..... Nos recherches montrent qu'une vésicule lithiasique, même en apparence peu malade, est un organe qu'il faut supprimer. C'est d'ailleurs la tendance actuelle de presque tous les chirurgiens : la cholécystectomie est l'opération de choix et la cholécystostomie ne doit plus vivre que des contre-indications de la cholécystectomie. De plus, nos recherches montrent combien il serait avantageux d'enlever plus précocement que l'on ne le fait actuellement les vésicules lithiasiques : que ce soient des accidents douloureux, d'ordre surtout mécanique, semble-t-il, ou que ce soient des accidents infectieux qui commandent l'intervention, il y a toujours intérêt à ne point trop différer la décision opératoire : que de difficultés et de complications seraient évitées par une intervention précoce ! Il faut d'ailleurs avouer que depuis que les opérations sur les voies biliaires sont mieux réglées et donnent une mortalité très minime, les médecins de notre pays commencent à « venir » à la chirurgie biliaire, et nous osons espérer qu'un jour, il leur paraîtra aussi normal de conseiller l'ablation en intervalle libre, « à froid » d'une vésicule lithiasique qui s'est révélée comme telle, qu'il leur paraît aujourd'hui rationnel de préconiser à leurs malades la suppression d'un appendice gênant. »

Ainsi donc, nous voyons qu'il faut enlever une vésicule lithiasique parce qu'elle est dangereuse pour son porteur, parce que son ablation est sans inconvénient et sans danger et que, d'ailleurs, elle est déjà supprimée fonctionnellement dans lescas de cholécyste.

CONCLUSIONS

La lithiase vésiculaire se présente sous plusieurs aspects anatomo-cliniques. L'un d'eux est le *cholécyste calculeux* caractérisé par l'oblitération du cystique, la dilatation parfois considérable de la vésicule, le peu d'altération des parois et le manque d'infection.

Malgré ces lésions très discrètes, l'opération de choix du cholécyste calculeux est la *cholécystectomie*.

En effet, la suppression de la vésicule n'a aucun inconvénient pour l'organisme et d'ailleurs dans le cas de cholécyste elle est réalisée fonctionnellement depuis longtemps.

De plus, cette vésicule est une source de dangers pour son porteur. Elle expose à des récidives, d'autant plus que souvent, dans ses parois existent des calculs intra-muraux qui échappent à l'œil du chirurgien. On ne peut jamais dire pendant l'opération qu'une vésicule qui paraît saine est indemne et à plus forte raison ne peut-on pas garantir la non-récidive.

Si la récidive se produit, le malade est exposé à tous les ennuis et toutes les complications de la lithiase. La première opération a été inutile.

Enfin, on a constaté pratiquement que la cholécystectomie donne de bien meilleurs résultats immédiats et éloignés que toutes les autres interventions. La récidive est
très rare avec elle, et ceci d'autant plus qu'on l'a fait suivre d'un traitement médical approprié d'autant plus dans ce
cas particulier c'est une opération facile et bénigne.

La cholécystectomie est donc bien l'intervention de
choix dans le cholécyste calculeux.

BIBLIOGRAPHIE

Les travaux parus sur la lithiase billaire sont trop nombreux pour que nous puissions les énumérer tous. Aussi nous nous contenterons d'indiquer, en dehors des ouvrages classiques, les principales publications ayant trait à notre sujet.

BÉRARD. — Opinion sur la cholécystectomie : opération de choix. — Société de chirurgie de Lyon, in *Lyon Médical*, 1907, p. 119, 2ᵉ semestre.

J. BLAND SUTTON. — Indications for performing cholécystectomy. — *British Med. Journ.*, 5 octobre 1907, p. 877.

CASTAIGNE. — *In Journal médical français*.

CAUFFARD. — *Leçons sur la lithiase biliaire*. Paris, 1914.

COTTE. — *Traitement chirurgical de la liathiase biliaire*. Th. Lyon, 1908.

DELAGENIÈRE ET GOSSET. — Rapp. au Congrès de chir. franç., 1908.

DESJARDINS. — De l'hydropisie de la vésicule biliaire. *Paris Chirurgical*, nᵒ 9, nov. 1913.

GUÉNIOT. — *Etude sur la lithiase vésiculaire.* Th. Paris, 1905.

HAASLER. — Ueber Cholécystectomie. *Arch. f. Klin. Chir.* Berlin, 1907, p. 1089-1103.

HABERER ET CLAIRMONT. — Experimentelle Untersuchungen über das Verhalten des Cysticumpfes nach der Cholecystektomie. *Langenbecks Arch.*, 1904, n° 3.

HARTMANN. — Sur les voies biliaires. *Bull. Soc. Chir.*, 1906, p. 8.

L. HAUTEFORT — *Choix d'un procédé opératoire dans la lithiase vésiculaire.* Th. Paris, 1909.

HEIDENHEIM. — Die Erfolge der Gallenstein operationen. Inauff. Diss. Bonn., 1903.

Journal Médical Français. — La pathologie de la vésicule biliaire, 15 avril 1914.

KEHR. — Drei Jahre Gallensteinchirurgie. Munich, 1908.

KLEE ET KLUPFEL. — Contribution expérimentale à la fonction de la vésicule biliaire. *Mittilungen aus den Grenzgebieten der Medizin und Chir.* T. XXVII, f. 4, 1914.

LAPOINTE. — Les deux opérations de choix dans la lithiase biliaire. *La Clinique.* Paris, 1907, t. II, p. 579-581.

LECÈNE — Les lésions microscopiques de la vésicule biliaire lithiasique. *Presse Médicale*, 6 déc. 1913, n° 99, p. 994.

LECÈNR. — *In Journal médical français.*

MAYO W. C. — A review of 1500 operations upon the gall bladder and bile passages with spécial references to the mortality. *Annales of Surgery.* Phil., 1906, p. 209.

MAYO-ROBSON. — On cholecystectomy : the indications and contraindications fort its performance. ˻Brit. Med. Journ., 1907, t. II, p. 1117.

MILHIET. — *De la cholécystectomie dans la lithiase biliaire.* Th. Paris, 1902.

MOCQUOT. — *L'état de la vésicule dans l.s obstructions des voies biliaires.* Th. Paris, 1909.

PAWLOW. — *Le travail des glandes digestives.* Traduction de Pachon et de Sabrazès, 1901.

QUÉNU. — Des indications opératoires de la lithiase biliaire. *Revue de Chirurgie,* déc. 1908, p, 682.

THÉVENARD. — De l'hydropisie de la vésiculaire biliaire. *Paris Chirurgical,* n° 9, nov. 1913.

˻WITZEL. — Zur Gallenblasen extirpation. *Zentral. f. Chir.,* Leipzig, 1906, p. 865.

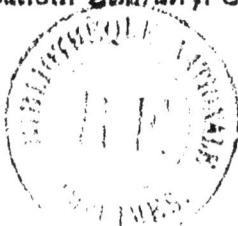